TRAITEMENT CHIRURGICAL

DE L'

INVAGINATION INTESTINALE CHRONIQUE

PAR LE

Dr A. BOIFFIN (de Nantes)

ANCIEN PROSECTEUR DE LA FACULTÉ DE MÉDECINE DE PARIS,
MEMBRE CORRESPONDANT DE LA SOCIÉTÉ DE CHIRURGIE,
PROFESSEUR SUPPLÉANT A L'ÉCOLE DE MÉDECINE DE NANTES,
CHIRURGIEN SUPPLÉANT DES HÔPITAUX DE NANTES.

EXTRAIT

DES

ARCHIVES PROVINCIALES DE CHIRURGIE

AVEC QUATRE PHOTOGRAVURES DANS LE TEXTE

PARIS

BUREAUX DES *ARCHIVES PROVINCIALES DE CHIRURGIE*
14, BOULEVARD SAINT-GERMAIN, 14

1892

ARCHIVES PROVINCIALES DE CHIRURGIE

PARAISSANT TOUS LES MOIS

Rédacteur en chef : Dr Marcel BAUDOUIN

BUREAUX : 14, Boulevard St-Germain, 14, PARIS

*La nouvelle publication, qui paraît sous le titre significatif d'*Archives provinciales de Chirurgie, *a été conçue par un groupe de jeunes chirurgiens, anciens internes des hôpitaux de Lyon ou de Paris, exerçant aujourd'hui en province. Pour la plupart professeurs agrégés des Facultés, professeurs titulaires ou suppléants dans les Ecoles de médecine, presque tous chargés ou sur le point d'être chargés d'importants services hospitaliers dans les plus grandes ville de France, les fondateurs de cette revue, indiscutable tentative de décentralisation chirurgicale, ont voulu faire acte de vitalité et montrer que, quoique éloignés à tout jamais du grand foyer scientifique français, ils n'ont point perdu encore l'habitude de songer aux choses de la Science.*

Désirant mettre en commun des forces vives qui, isolées les unes des autres, sans signe de ralliement et sans bannière, courraient risques de demeurer longtemps improductives, ils ont créé ces Archives provinciales de Chirurgie dans le but de publier leurs travaux personnels et de contribuer, par là-même, au développement de l'art chirurgical dans notre pays.

Ceux qui voudront bien jeter un coup d'œil sur les divers fascicules de cette importante publication verront vite les efforts et les sacrifices qui ont été faits.

Multiplicité des gravures, parfois tirées en couleurs — ce qui n'a jamais été tenté, pour une revue scientifique, dans notre pays —, gravures qui seront des reproductions fidèles et frappantes de photographies de malades et d'opérés, voire même d'opérations en cours, ou de figures dessinées avec une exactitude et une clarté toutes particulières par des artistes consommés ; usage d'un matériel de choix ; suppression des planches lithographiques placées à la fin de chaque fascicule, disposition ne faisant que compliquer sans grands profits la lecture des mémoires, et leur remplacement, quand on ne pourra se passer de grandes reproductions photographiques, par des planches phototypiques et même chromotypographiques, etc., etc.

Les Archives provinciales de Chirurgie, *organisées de la sorte, répondent à un réel besoin. Largement ouvertes à tous ceux que le mouvement parisien laisse forcément dans l'ombre, aux chercheurs et aux savants de profession, aussi bien qu'à tous les praticiens et à tous les jeunes élèves des hôpitaux de langue française, elles offrent l'hospitalité la plus cordiale à tous ceux qui voudront bien lui adresser les mémoires qu'ils ont à publier.*

En un mot, réunir en un faisceau solide les travaux de la plupart des chirurgiens de France : tel est le but de cette nouvelle revue.   M. B.

TRAITEMENT CHIRURGICAL

DE L'

INVAGINATION INTESTINALE CHRONIQUE

TRAITEMENT CHIRURGICAL

DE L'

INVAGINATION INTESTINALE CHRONIQUE

PAR LE

Dr A. BOIFFIN (de Nantes)

ANCIEN PROSECTEUR A LA FACULTÉ DE MÉDECINE DE PARIS,
MEMBRE CORRESPONDANT DE LA SOCIÉTÉ DE CHIRURGIE,
PROFESSEUR SUPPLÉANT A L'ÉCOLE DE MÉDECINE DE NANTES,
CHIRURGIEN SUPPLÉANT DES HÔPITAUX DE NANTES.

EXTRAIT

DES

ARCHIVES PROVINCIALES DE CHIRURGIE

AVEC QUATRE PHOTOGRAVURES DANS LE TEXTE

PARIS

BUREAUX DES *ARCHIVES PROVINCIALES DE CHIRURGIE*

14, BOULEVARD SAINT-GERMAIN, 14

1892

DU MÊME AUTEUR

RECHERCHES ANATOMIQUES SUR LES VOIES BILIAIRES : ANATOMIE COMPARÉE. — *Pièces pour le concours de Prosectorat déposées au Musée de la Faculté de Paris. Communication à la Société anatomique de Paris.*

MÉMOIRE SUR LES HERNIES ADHÉRENTES AU SAC : ACCIDENTS, THÉRAPEUTIQUE. — *Thèse de Paris, 1887 (Médaille d'argent).* — *Gazette des Hôpitaux,* 21 mai 1887.

INTERVENTION CHIRURGICALE DANS LES SALPINGITES SUPPURÉES. — *Progrès médical,* 1891.

HYSTÉRECTOMIE ABDOMINALE POUR FIBRÔME UTÉRIN. LIGATURE ÉLASTIQUE PERDUE. — *Mercredi médical,* 1891.

RÉTRÉCISSEMENTS MULTIPLES DE L'INTESTIN CHEZ UN NOUVEAU-NÉ. PERFORATION INTESTINALE. — *Bulletins de la Société de Chirurgie,* 1891.

FISTULE STERCORALE SUR UNE HERNIE INGUINALE. CURE RADICALE. RÉSECTION. ENTÉRORRAPHIE CIRCULAIRE. — *Bulletins de la Société de Chirurgie,* 1891.

PLAIE PERFORANTE DE L'ABDOMEN; HERNIE D'UNE ANSE INTESTINALE PORTANT QUATRE PERFORATIONS; SUTURES INTESTINALES; GUÉRISON. — *Bulletins de la Société de Chirurgie,* 1891.

PLAIE PERFORANTE DE L'ABDOMEN; PLAIES DE L'INTESTIN ET DU MÉSENTÈRE; LAPAROTOMIE, SUTURES INTESTINALES, MORT AU CINQUIÈME JOUR DE DELIRIUM TREMENS. — *Bulletins de la Société de Chirurgie,* 1891.

COMMUNICATION SUR SEPT CAS D'OCCLUSION INTESTINALE. — *Congrès français de Chirurgie,* 1892.

COMMUNICATION SUR DEUX CAS DE TRÉPANATION DE LA COLONNE VERTÉBRALE. — *Congrès français de Chirurgie,* 1892.

TRAITEMENT CHIRURGICAL

DE L'

INVAGINATION INTESTINALE CHRONIQUE [1]

> *Faut venir à l'extrême remède*
> *plustôt que laisser le malade*
> *mourir si vilainement.*
>
> Ambroise Paré.

Si l'indication opératoire est admise aujourd'hui comme pressante et absolue dans l'invagination intestinale aiguë, aussi bien chez l'enfant que chez l'adulte, si M. Peyrot (2) a pu dire que dans ce cas la laparotomie s'impose au même titre que la ligature d'une artère ouverte, il n'en est plus de même pour la forme chronique de cette affection, car ici la formule n'est plus aussi simple, et la désinvagination ne se présente plus comme le seul but idéal, facile, de la laparotomie pratiquée dans les 24 ou 48 premières heures des accidents.

Nous venons à peine de passer la seconde période qui caractérise l'étude d'une affection relativement rare. En effet, les lésions anatomo-pathologiques de l'invagination chronique étaient connues dès le commencement de ce siècle; mais ce n'est qu'en 1878 que Rafinesque (3) nous donna une étude magistrale de la symptomatologie de cette forme lente, trompeuse, et meurtrière de l'intussusception. Et néanmoins le diagnostic en reste encore difficile et méconnu dans bien des cas.

A cette époque, ce qui fut dès lors nettement démontré, ce fut la terrible mortalité de cette affection que Rafinesque estimait à 96 °/₀, et en même temps l'insuffisance du traitement médical. Par ailleurs, à la vérité, le traitement opératoire était encore à l'état d'enfance, si l'on peut dire, et M. Peyrot écrivait en 1888 : « mais si l'on tombe sur des parties altérées, adhérentes, au point de ne pouvoir être dégagées, que faire ? Nous ne pouvons point invoquer ici de faits connus : il n'en

---

(1) Travail présenté à l'*Académie de Médecine* par M. le Dr Périer, le 27 septembre 1892.
(2) Peyrot. — Th. d'agrég., 1888.
(3) Rafinesque. — Th. doct., 1878, Paris.

existe pas ; » et plus loin il ajoutait : « Nous voyons cependant poindre une période chirurgicale où les solutions radicales auront, croyons-nous, plus de chances d'être préférées. »

Nous sommes arrivés à cette période : grâce aux données de l'expérimentation, aux progrès de la technique opératoire, déjà quelques interventions heureuses permettent plus de hardiesse et des indications thérapeutiques plus précises ; et ce n'est qu'à regret que l'on se contente du résultat palliatif fourni par l'anus contre nature qui « actuellement en bonne chirurgie est chose blâmable » (1). C'est un pis aller que médecins et chirurgiens tendent à éviter, et, pour cela, cherchent à réaliser l'intervention idéale qui doit remplir les deux indications principales ainsi formulées par Senn :

1° Enlever la cause de l'obstruction ou la rendre inoffensive ;

2° Rétablir immédiatement la continuité de l'intestin.

Bien que nous ne soyons pas arrivés à la perfection dans l'exécution des résections et des sutures intestinales, on peut dire cependant que ces opérations ont atteint dernièrement un degré de sûreté tel que désormais c'est beaucoup moins une question de méthode nouvelle à trouver, qu'une affaire d'habileté individuelle, de pratique, et surtout de bonnes conditions dans l'état du malade au moment où il est remis entre les mains du chirurgien : en réalité c'est là le secret du succès.

Pour prouver l'influence des progrès de la technique opératoire, il suffit de rappeler une communication de Kocher (2) : depuis la période où il pratique l'asepsie et la technique minutieuse, il a fait 15 résections primitives de l'intestin pour gangrène avec 4 morts ; tandis qu'avant cette période, il en avait fait 12 avec 9 morts. Il a fait 8 fois l'entérectomie secondaire pour anus contre nature, 3 avant l'asepsie minutieuse, avec 3 morts, et 5 depuis cette période avec 5 guérisons. De même Czerny, de 1885 à 1887, a fait 14 résections avec 4 morts, tandis que sa statistique totale comprend 21 cas avec 8 morts.

Aussi c'est avec étonnement que nous voyons Braun (3) réunir en un tableau de 64 cas tous les faits d'invagination opérés, publiés depuis les temps les plus reculés. Que nous importe si, en 1810, on ne savait pas faire l'entérorraphie circulaire! Ces vieilles statistiques n'ont plus de valeur. On ne peut présenter les mauvais résultats d'autrefois pour annuler les quelques succès d'aujourd'hui. Pour juger sainement le

<hr>

(1) Senn. — *Annales of surgery*, 1888.
(2) Kocher. — *Correspondenzblatt für Schweizer Aerzte*, avril 1890.
(3) Braun. — *Archiv. f. Klin. Chir.* 1886.

traitement opératoire de l'invagination chronique, il faut prendre ce qui a été fait dans les 6 ou 8 dernières années ; et nous verrons qu'avec ces résultats, il y a lieu de reviser les conclusions que l'on trouve dans des ouvrages récents, tels que ceux de Trèves (1), de Senn, d'Ashurst (2), et même dans des travaux qui datent d'hier.

Chaput (3), dans son excellent manuel des opérations sur l'intestin, ne donne aucune indication particulière à l'invagination chronique et le seul passage, où il parle d'invagination, condamne la laparotomie, même dans la forme aiguë. On ne saurait accepter les conclusions suivantes : « La laparotomie dure assez longtemps, elle nécessite le chloroforme, et provoque fréquemment le collapsus ; elle est moins utile qu'on ne le croit, car la résection de l'intestin souvent indiquée (tumeur de l'intestin, *invagination,* gangrène) est des plus graves dans ces conditions, tant à cause de sa longueur que de la difficulté opératoire. »

Dans le nouveau Traité de Chirurgie, mon maître et ami, M. Jalaguier (4), lui, fait peu de cas de l'entérostomie ; il rappelle que Rafinesque n'a trouvé nulle part la relation d'un fait où l'entérostomie ait aidé à la guérison de l'invagination chronique ; il compte beaucoup sur le procédé d'Hutchinson pour obtenir la désinvagination dans la laparotomie ; et il ajoute simplement : « Lorsque la réduction est impossible par suite d'adhérences, on peut, comme le conseille Senn, établir une entéro-anastomose par-dessus la partie invaginée ; mais il faut qu'il n'y ait ni perforation, ni gangrène. S'il en était ainsi, la résection seule serait rationnelle. »

Mais il n'indique pas ce qu'il faut faire des deux bouts intestinaux : Faut-il faire l'entérorraphie circulaire, l'implantation ou l'apposition latérale de Senn, réduire l'intestin ainsi traité, ou bien faut-il simplement fixer les deux bouts dans la plaie abdominale ? Ce sont autant de points encore à discuter, ce que nous essaierons de faire après avoir étudié les nouveaux faits publiés et en y ajoutant deux observations personnelles d'intervention heureuse.

Voici ces deux observations :

(1) Trèves. — *Intestinal Obstruction,* 1890, Londres.
(2) Ashurst. — *Encycl. intervent. de Chirurgie.*
(3) Chaput. — *Technique et indications des opérations sur l'intestin,* 1892, p. 85.
(4) Jalaguier. — *Traité de Chirurgie,* T. VI, p. 483.

OBSERVATION I.

*Invagination chronique iléo-cœcale. — Laparotomie. Résection intestinale.
Entérorraphie circulaire. — Guérison.*

Le nommé Baz..., Jean, âgé de vingt-quatre ans, charron, m'est adressé par
mon ami le Dr Raimbault, pour des accidents abdominaux que le traitement
médical ne parvient pas à arrêter.

Ce malade entre le 21 mai 1892 à l'Hôtel-Dieu; il est couché au n° 22 de la
salle 12.

Les antécédents personnels présentent une grande importance au point de
vue du diagnostic : à 18 ans, ce jeune homme a eu à la jambe gauche un
abcès froid qui, après plusieurs mois de suppuration, se ferma spontanément;
à 21 ans, il fut atteint d'une affection grave de la poitrine qu'on lui dit être
une pleurésie du côté droit.

Dans ses antécédents héréditaires, on trouve que son père est mort à 39 ans
d'une pleurésie, que des neuf frères et sœurs qu'il a eus trois sont morts très
jeunes.

A son entrée à l'Hôtel-Dieu, ce garçon, de taille assez grande, de teint brun,
présente un amaigrissement très marqué; sa physionomie exprime la souffrance; il se tient tout courbé.

Il nous dit qu'il y a environ deux mois qu'il présente des accidents du côté
du ventre, et, bien que nous cherchions à préciser le mode de début, le malade nous dit que ces douleurs sont venues progressivement et ont augmenté
dans l'espace de quelques semaines. Mais nous devons ajouter que, pendant
sa convalescence, le malade, dégagé de toute préoccupation et de toute douleur, se rappela bien nettement qu'il avait été pris brusquement en travaillant
de douleurs sourdes généralisées à tout l'abdomen; puis il avait eu des vomissements, des coliques intenses avec de la constipation. Dans les jours suivants,
il avait remarqué au niveau de la région ombilicale la présence d'une gros-
seur très sensible à la pression; puis, à la constipation des premiers jours,
succéda une diarrhée abondante, et il remarqua plusieurs fois, dans ses selles
« comme du sang pourri »; cet accident cessa pendant trois semaines pour
reparaître encore plusieurs fois.

Les douleurs abdominales sont continues, généralisées avec maximum du
côté droit; mais les coliques apparaissent surtout après l'ingestion des ali-
ments qui cependant ne consistent, depuis quelques semaines, qu'en bouillon,
lait et boissons. Chaque crise de coliques est presque régulièrement suivie
d'évacuations abondantes avec ténesme rectal. Sous l'influence de ces douleurs
et de l'alimentation insuffisante, l'amaigrissement a fait de rapides progrès
depuis cinq semaines.

A l'inspection, le ventre présente un certain développement qui contraste
avec l'état de maigreur du malade; la moitié droite paraît plus développée que
la gauche, surtout au niveau de l'ombilic; la peau porte les traces de nombreux vésicatoires.

Le palper se fait très difficilement à cause de la tension douloureuse des muscles ; cependant, la moitié gauche paraît plus souple, moins sensible, plus régulièrement sonore que le côté droit où on trouve des parties dures, et spécialement près de la région ombilicale où il y a un empâtement diffus, rénitent, très sensible, avec des alternances de matité et de sonorité. L'hypogastre est douloureux à la pression.

Le toucher rectal ne fait rien constater d'anormal.

L'examen de la poitrine révèle une certaine rudesse de la respiration aux deux sommets.

Rien du côté du cœur, ni des voies urinaires.

Dans les jours suivants, on répète plusieurs fois l'examen de l'abdomen sans trouver rien de plus précis sur la nature des lésions ; tenant grand compte des antécédents soit personnels, soit héréditaires, de la palpation de l'abdomen et de la marche lente des accidents, nous faisons le diagnostic de péritonite tuberculeuse avec adhérences constituant les parties dures et l'empâtement du côté droit.

Malgré un régime lacté sévère, le repos absolu, les calmants variés et à hautes doses, les accidents ne s'atténuent pas, et, le malade continuellement en proie à des douleurs incessantes et souvent très vives, se tenant presque toujours courbé dans son lit, voit ses forces diminuer rapidement. Il réclame lui-même une intervention et la laparotomie fut décidée pour le 28 mai.

Opération. — Le 28 mai, le malade ayant été baigné, purgé légèrement, rasé au pubis, les instruments ayant été passés au stérilisateur, les tampons, compresses, soies, tubes de caoutchouc passés à l'autoclave, je fais la laparotomie avec l'aide de mon ami, M. le Dr E. Bureau, chef de clinique, et des internes MM. Bureau et Martin.

La paroi abdominale soigneusement lavée et aseptisée est incisée du pubis à l'ombilic. Le péritoine une fois ouvert, on trouve l'épiploon étalé devant la masse intestinale et ne présentant aucune altération superficielle, de même que le péritoine pariétal.

Je cherchais alors à relever le tablier épiploïque, mais il me fallut détruire des adhérences à sa partie inférieure, et le décoller d'anses intestinales agglomérées et revêtues d'exsudats blanchâtres qui les fusionnaient au niveau de la région ombilicale.

L'ouverture de la paroi abdominale dut être prolongée de 10 centim. au-dessus de l'ombilic pour bien découvrir cette agglomération : au premier abord on crut à une sorte de nœud intestinal, tant la surface était voilée par les exsudats. Mais je pus attirer toute cette masse hors du ventre et l'examiner sur une compresse. Il fut facile alors de constater que cette sorte de nœud pouvait se déplisser et que l'on avait affaire à une invagination iléo-cæcale du volume des deux poings : l'intestin grêle s'enfonçait avec le cæcum dans la cavité formée par les parois du côlon ascendant retournés ; c'était une invagination à trois cylindres. (Voir *Fig.* 1.)

Je cherche à réduire cette invagination, mais des adhérences solides s'y opposent. Après en avoir déchiré quelques-unes, je parviens à mettre à nu

5 à 6 centim. d'intestin grêle étranglé par le collet, puis l'appendice iléo-cæcal très épaissi, rigide, comme en érection ; mais les tractions combinées avec le

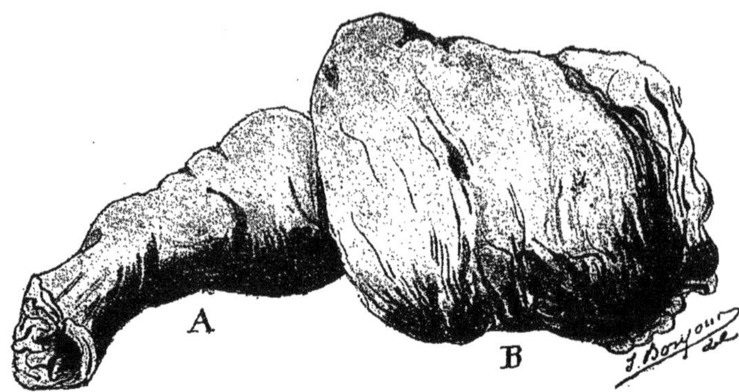

Fig. 1. — Aspect de l'invagination avant toute tentative de désinvagination. — Légende · A, intestin ; B côlon ascendant contenant l'invagination.

refoulement du boudin invaginé ne réussissent pas à réduire complètement celui-ci, tant la fusion est intime entre les cylindres, et la gaine menace de se déchirer ; de plus, au-dessous de celle-ci on sent une véritable tumeur ronde du volume d'une orange. En outre on constate la présence de plusieurs petits ganglions dans le mésentère, qui est épais et rigide. Pour m'assurer si cette tumeur n'aurait pas été la cause première de l'invagination, et pour en faire l'ablation au besoin, — d'ailleurs sa mobilité, l'état du patient permettant d'entreprendre une résection de l'intestin, — je fis une incision exploratrice du côlon et je mis ainsi à nu une masse dont la surface ulcéreuse gris-verdâtre rappelait à tous les assistants la surface d'un épithélioma en voie de désintégration.

Je me mis en devoir de faire la résection de toute l'invagination : je dus remonter de 12 à 15 centim. sur l'intestin grêle pour avoir une paroi intestinale à peu près normale, la musculeuse étant très hypertrophiée et la séreuse complètement recouverte d'exsudats ; puis sur le côlon ascendant je dus descendre à 10 centimètres environ pour faire la section ; de sorte que, avec la partie invaginée non réduite, je réséquai environ 35 centimètres d'intestin.

Le dessin ci-joint (Fig. 2) représente la pièce après deux mois de macération dans l'alcool, c'est-à-dire notablement réduite de dimensions. D'autre part, la section longitudinale faite pour l'examen de la pièce, a changé la forme conique du bout du côlon (Fig. 3).

Pour pratiquer cette résection, je plaçai à quelques centimètres au-dessus du point supérieur et au-dessous du point infime deux petits tubes de caoutchouc passant à travers le mésentère et enserrant l'un l'intestin grêle, l'autre le gros intestin, chacun d'eux maintenu par une pince à pression continue. Je fis une ligature en chaîne du triangle mésentérique, passant au-dessous des quelques ganglions engorgés situés près de l'intestin ; puis je fis la section des deux points intestinaux choisis et le segment invaginé fut enlevé, avec la partie correspondante du mésentère coupée au-dessus des ligatures.

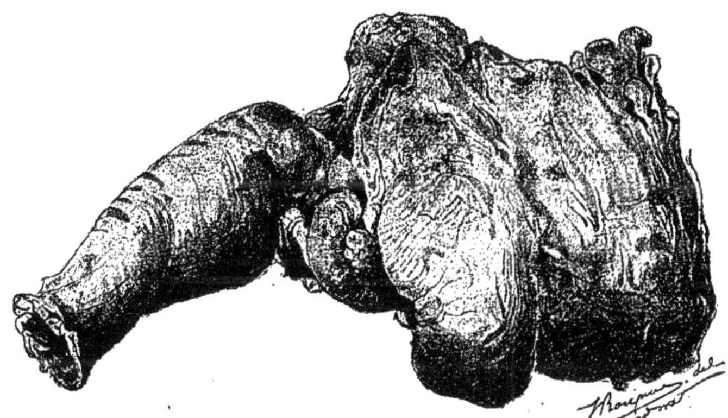

Fig. 2. — Aspect de l'intestin après tentatives de désinvagination.

Deux artérioles seulement donnèrent du sang au niveau du bord adhérent des deux extrémités intestinales devant être suturées, et elles furent facilement liées.

Comme l'état du malade restait excellent sous le chloroforme, je fis deux plans de sutures pour assurer une continuité parfaite des deux bouts intestinaux. Je fis d'abord une série de sutures muco-muqueuses non pénétrantes, et par-dessus des sutures séro-musculaires, avec de la soie fine, et à points coupés.

La suture circulaire fut très facile à faire, l'intestin grêle était notablement dilaté, et de même calibre que le gros intestin petit et rétracté ; au niveau du bord adhérent de chaque bout intestinal je pris soin d'attirer le péritoine du mésentère de façon à avoir de la séreuse consolidant ce point toujours faible de la suture circulaire ; puis je réunis les deux bords de la section mésentérique.

Après avoir vérifié la régularité de chaque point de suture, je réduisis le tout dans le flanc droit, et j'entourai la surface de cette portion intestinale avec l'épiploon qui s'étala devant et de chaque côté d'elle.

Je fis la suture en surjet à trois étages de la paroi abdominale avec de la soie stérilisée ; puis j'appliquai pour tout pansement, comme je le fais depuis plus d'un an, deux compresses de tarlatane non apprêtée, stérilisées à l'autoclave, puis par-dessus une forte couche de coton hydrophile, le tout serré avec un bandage de corps en flanelle. L'opération avait duré deux heures.

Suites. — Le malade se réveilla assez facilement ; dans la soirée il eut quelques efforts de vomissements qui lui donnèrent un peu de douleur dans le ventre, quelques petites coliques. T., 36°2. Le soir il se trouvait bien, et son état général était bon. T., 37°3. P., 140. Injection de morphine, champagne, café glacés. Extrait thébaïque, 0 gr. 10.

Le 29, nuit assez bonne ; envies fréquentes d'aller à la selle ; expulsion de quelques matières molles; quelques coliques. Champagne, lait, bouillon ; extrait thébaïque 0 gr. 10. M., temp., 36° 8 ; pouls 132., S., temp., 37°2 ; pouls, 132.

Le 30, nuit très bonne ; le malade dit qu'il n'avait pas encore si bien reposé depuis plus de deux mois ; lé facies est meilleur. Même traitement. M., temp., 37 ; pouls, 120. Dans la journée un peu de malaise, quelques coliques, une légère diarrhée; le soir deux selles plus épaisses. S., temp., 37°,4.

Le 31. Nuit très bonne, une selle ; le malade a faim ; on lui permet du chocolat, tapioca, lait, bouillon. M., temp., 37° ; pouls, 100. S., 37°, 5 ; pouls, 100.

Le 1er juin. Le malade a éprouvé de la difficulté à uriner et, comme il n'ose pas faire d'efforts, on fait le cathétérisme qui retire de l'urine normale ; l'ap-

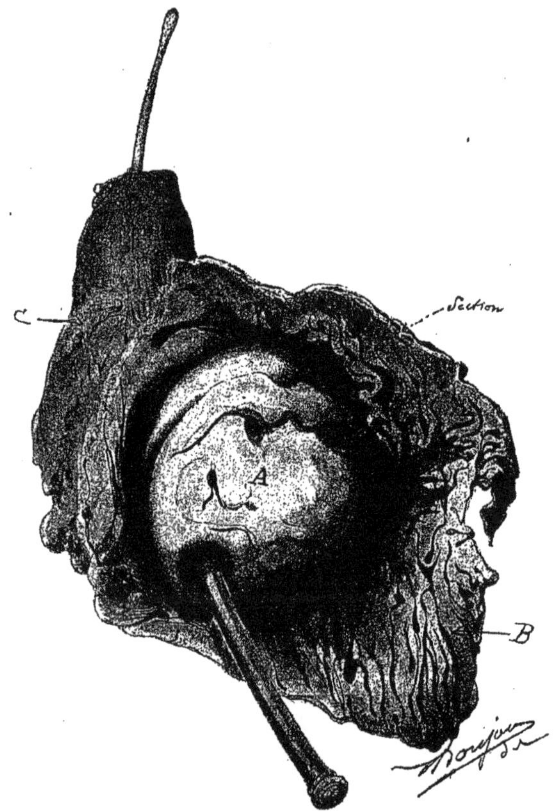

Fig. 3. — Vue prise (face postérieure) après section longitudinale du côlon, afin de montrer la partie invaginée. — Légende : A, cæcum ; B, côlon ascendant ; C, intestin grêle.

pétit est de plus en plus grand ; on a de la peine à retenir le malade. Même régime. M., temp. 36°9 ; pouls 96. S. temp. 37°2.

Le 2. Nuit très bonne, le malade a uriné seul, pas de selles depuis deux jours ; grand appétit, pas de coliques, pas de douleurs. M. temp. 36°, 8, S. 37°, 2.

Dans les jours suivants on augmenta progressivement l'alimentation. Au 9e jour, on enlève les fils superficiels de la suture abdominale, et le malade demandait à se lever : ce qui ne lui fut permis qu'au 21e jour ; il quitta l'Hôtel-Dieu le 26e jour. Il mangeait alors les quatre portions de l'alimentation ordinaire. Deux mois après sa sortie, il était dans un état de santé excellent.

EXAMEN DE LA PIÈCE. — L'examen de la pièce montre que l'on avait affaire à une invagination iléo-cæcale (Voir *Fig.* 3.), et, après avoir fendu longitudinalement le gros intestin, on put voir en entier la masse que l'on avait aperçue par l'incision exploratrice pendant l'opération. Même à ce moment, il n'y eu de doute pour aucun des assistants que ce ne fût une masse épithéliomateuse ulcérée ; mais une section sur un des côtés de cette masse montra la superpo-

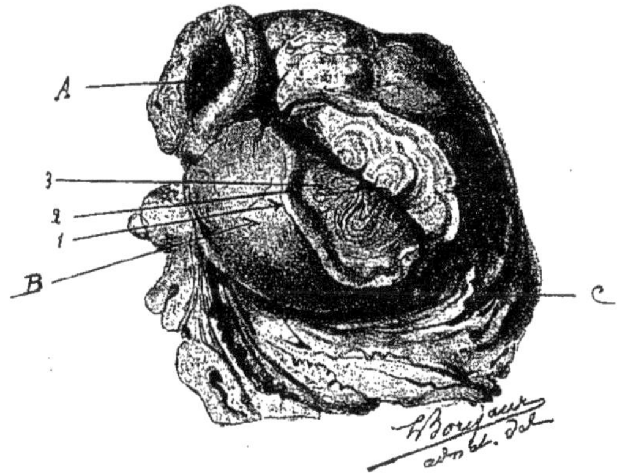

Fig. 4.— Coupe du boudin invaginé, montrant ses trois plans histologiques. — *Légende* · A, orifice de l'intestin grêle et bout de l'invagination ; B, cæcum invaginé et sectionné ; C, gros intestin (paroi interne écartée du cæcum) ; 1, couche muqueuse du cæcum ; 2, couche celluleuse du cæcum ; 3, couche musculeuse du cæcum.

sition des tuniques intestinales constituant le boudin de l'invagination (*Fig.* 4), tuniques considérablement épaissies, surtout la tunique musculaire.

La lecture des différents travaux français et étrangers sur l'anatomie pathologique de l'invagination chronique me remit en mémoire une opération d'entéro-anastomose que je fis pour un rétrécissement de la portion iléo-cæcale de l'intestin, rétrécissement dont je n'avais pu trouver une pathogénie satisfaisante quand je lus cette observation devant la *Société de Chirurgie de Paris* (1), sous le titre de : *Rétré-*

(1) Boiffin. — *Bull. Soc. Chir..* 4 mars 1891.

cissement probablement congénital du gros intestin..... Cette observation n'a jamais été publiée *in extenso*. En la relisant aujourd'hui, il ne reste aucun doute dans mon esprit que j'ai eu sous les yeux les lésions éloignées d'une invagination survenue dans l'enfance, guérie spontanément, et laissant un rétrécissement cylindrique fort long, amenant des accidents tardifs, terminaison que l'on trouve signalée dans Rafinesque, dans Kœnig (1). « On voit, dit cet auteur, certains individus recouvrer une santé parfaite à la suite de l'invagination, tandis que chez d'autres il reste des rétrécissements de l'intestin se manifestant par des rétentions de matières fécales, des diarrhées, des coliques. »

Cette observation est donc doublement intéressante au point de vue de l'anatomie pathologique et au point de vue de l'intervention chirurgicale.

Observation II.

Rétrécissement du côlon ascendant, probablement consécutif à une ancienne invagination iléo-cæcale. Abcès du petit bassin ouvert à la fois dans l'intestin et dans la vessie. — Laparotomie. Entéro-colostomie. — Guérison.

Je fus appelé le 20 mars 1890 auprès de M. M..., Aug., âgé de 28 ans, pour des troubles intestinaux graves accompagnés de cystite purulente.

Les antécédents pathologiques remontent à son enfance. Il raconte que vers l'âge de deux ou trois ans, il fut pris au milieu d'une nuit de douleurs très violentes dans le ventre, avec ballonnement, vomissements. Cet état dura quelques jours avec de véritables crises pendant lesquelles ses parents étaient obligés de le secouer, de le renverser pour lui procurer quelque soulagement, et chaque crise se terminait par une abondante émission de gaz, puis de matières par l'anus.

Dans les années suivantes, cet enfant fut toujours maladif et exposé à des coliques fréquentes.

En juin 1877, les accidents abdominaux devinrent graves et constituèrent même le syndrôme de l'occlusion intestinale. La disparition de ces accidents se fit spontanément; mais le retour complet à la santé fut très lent, la convalescence dura trois mois, sans que les coliques disparussent complètement. Six mois après, nouvelle crise qui se termina de la même façon, et laissa, après deux mois de convalescence, le malade fort amaigri.

De 1878 à 1881 les coliques revenaient irrégulièrement, obligeant tous les deux mois à garder le lit une huitaine de jours. A partir de 1882 les troubles intestinaux, coliques, alternatives de diarrhée et de constipation, s'aggravè-

____

(1) Kœnig. — *Traité de pathologie*, T. II, p. 298.

rent progressivement, et en 1889 ils furent continus, le maximum de la douleur étant toujours localisé dans la région iliaque droite. Au mois de novembre 1889, il y eut de l'obstruction intestinale pour laquelle le médecin ordinaire, M. le Dr Rabgeau, appela en consultation M. le Dr Farge (d'Angers), qui constata les signes d'une pérityphlite ; grâce à la médication, les phénomènes se calmèrent et les matières reprirent leur cours. Mais la tuméfaction iliaque droite persista avec une sensibilité excessive et une fièvre vespérale presque régulière. Le malade dut s'aliter complètement le 6 janvier 1890, et peu de jours après il fut pris de symptômes de cystite aiguë ; puis il s'aperçut de la présence d'une grande quantité de pus dans les urines. Quelques semaines après, survint une abondante évacuation de pus par l'anus.

La situation s'aggrava de plus en plus, au point de devenir désespérée : l'alimentation ne consistait plus que dans du lait et du bouillon, toute autre nourriture déterminant des coliques atroces; le sommeil était à peu près impossible, tant la miction était fréquente et douloureuse; l'urine contenait 400 à 500 grammes d'un pus verdâtre visqueux, dans les 24 heures ; assez souvent la sortie de l'urine s'accompagnait du passage de gaz et de matières fécales liquides.

Le malade était arrivé à un degré d'émaciation extrême, quand je le vis pour la première fois le 20 mars 1890 avec M. le Dr Rabgeau.

L'examen permit d'abord de préciser que c'était toujours environ quatre heures après chaque repas qu'apparaissaient les coliques, les douleurs de ventre, et que à ce moment l'intestin se contractait violemment en dessinant sous la paroi abdominale amaigrie des sinuosités qui se déplaçaient.

La palpation de la fosse iliaque droite faisait facilement reconnaître la présence d'une tumeur dure, bosselée, allongée dans le sens du côlon ascendant, et mesurant de dix à douze centimètres environ de longueur, sur quatre de diamètre, gardant une mobilité assez limitée sur la fosse iliaque; le reste de l'abdomen était souple, sonore, moins sensible que cette région.

Le toucher rectal révéla la présence d'une autre tuméfaction très volumineuse, située entre le rectum et la vessie, remplissant en grande partie le petit bassin, et présentant une très vive douleur à la pression, mais aucune trace de fluctuation.

Les reins, les autres organes de la respiration et de la circulation parurent sains.

Devant l'ensemble de ces symptômes, je portai le diagnostic de rétrécissement de l'intestin, siégeant au niveau du cæcum ou du côlon ascendant ; abcès développé par l'arrêt des matières au-dessus du rétrécissement, abcès s'étant ouvert dans la vessie puis dans le rectum et constituant dans le petit bassin une fistule vésico-rectale avec cavité purulente intermédiaire. Comme une terminaison fatale était inévitable et à brève échéance, je proposai, malgré l'état très grave du malade, de faire la laparotomie, de pratiquer l'abouchement de l'intestin grêle dans le gros intestin au-dessous du rétrécissement avec ou sans résection de la partie malade ; puis de drainer la poche purulente pelvienne.

Le malade accepte avec empressement l'opération, qui devait d'une façon ou d'une autre le débarrasser de ses souffrances devenues intolérables.

Opération. — On le transporta à Nantes, dans la Maison de santé des sœurs Oblates, et, après les précautions ordinaires, le 28 mars 1890, je fis la laparotomie avec l'assistance de MM. les Drs Joüon, Ollive, Porson, Rabgeau.

Les instruments avaient été passés au stérilisateur Poupinel; les tampons hydrophiles, la soie, les compresses, les tubes de caoutchouc stérilisés à l'autoclave; la paroi abdominale fut lavée, brossée, aseptisée.

Je pratiquai une incision de 25 centimètres sur le bord externe du droit de l'abdomen, incision longue, car j'estime que, dans la laparotomie faite pour l'occlusion intestinale, il faut ouvrir largement le ventre pour y regarder facilement et y manœuvrer à l'aise; je mis ainsi immédiatement à découvert dans toute sa longueur la tumeur de la fosse iliaque droite.

Cette tumeur avait l'aspect d'un gros cylindre fibreux, irrégulier, facilement isolable des parties voisines de l'intestin grêle; elle occupait la place du cæcum et du côlon ascendant dont on ne reconnaissait plus les caractères ordinaires; on ne retrouvait plus d'appendice iléo-cœcal, et cette masse fibreuse cylindrique se continuait en bas et en dedans *directement avec une anse d'intestin grêle* très dilatée, à parois très épaisses, tandis qu'en haut elle se continuait aussi directement avec le côlon ascendant petit, rétracté et vide.

Cette masse était constituée par des parois extrêmement épaisses, presque rigides, d'aspect scléreux, sur une étendue d'environ 10 centimètres. Ce cylindre, qui n'était autre que le cæcum et la partie inférieure du côlon ascendant profondément transformés et probablement avec un bout d'intestin grêle, ce cylindre, dis-je, était rattaché à la fosse iliaque par le péritoine qui reprenait ses caractères de chaque coté, laissant un peu de mobilité à la masse.

Les dernières circonvolutions de l'intestin grêle étaient dilatées et présentaient à peu près le volume du poignet.

Étant admise la nature bénigne de la transformation constituant le rétrécissement intestinal, je jugeai inutile de prolonger la durée de l'opération en réséquant cette partie de l'intestin, et je décidai d'aboucher l'intestin grêle dans le côlon transverse. Je choisis une anse distante d'environ 20 centimètres du rétrécissement et un point du côlon à distance à peu près égale. Je refoulai les matières dans le bout supérieur de l'intestin grêle et je passai un petit tube de caoutchouc à travers le mésentère à quelques centimètres au-dessus du point à ouvrir; je le serrai autour de l'intestin et le maintins avec une pince. De même je refoulai vers le rectum le peu de contenu du côlon transverse et plaçai un lien de caoutchouc maintenu serré par une pince, au-dessous du point à ouvrir.

Je fis, sans être incommodé par aucun écoulement, une fente longitudinale de 6 centimètres sur chaque segment intestinal; mais, bien qu'on lui eût donné très peu de chloroforme par la méthode des petites doses décrite par mon ami Marcel Baudouin (1), le malade était d'une faiblesse extrême : il fallait ter-

---

(1) Baudouin (M.). — *De la chloroformisation à doses faibles et continues*, 1890.

miner rapidement notre intervention, et pour adosser les bords de chacune de ces fentes aux bords correspondants de l'autre, je dus me contenter de placer un seul plan de sutures séro-musculaires; vingt points de Lembert à la soie fine assurèrent cet abouchement.

Cela fait, je remis en place dans l'abdomen les différentes parties de l'intestin, en prenant soin d'éviter tout tiraillement des sutures et toute coudure brusque de l'intestin ; puis l'épiploon fut rabattu au devant du paquet intestinal.

Je cherchai alors à exécuter la seconde partie du plan opératoire, c'est-à-dire à trouver la collection purulente du petit bassin et à la drainer. Je fis cette recherche par la voie extra-péritonéale; pour cela, je décollai le péritoine de la partie inférieure et interne de la fosse iliaque droite, puis de la paroi latérale du petit bassin. Je trouvai entre la vessie et le rectum, au-dessus de la prostate, une masse du volume du poing, de consistance dure, sans fluctuation.

Je plongeai une grosse aiguille de l'aspirateur Dieulafoy, à quatre reprises, dans des directions différentes, dans cette masse pelvienne, sans que l'aspiration pût ramener la moindre goutte de liquide : le fonctionnement de l'appareil avait été vérifié immédiatement avant.

Je dus abandonner cette recherche, étant donnée la faiblesse du malade, et l'opération durant depuis une heure et quart déjà.

Je fermai la paroi abdominale par une suture à trois étages, et j'appliquai un pansement à la gaze iodoformée stérilisée au bain-marie, à l'ouate hydrophile, sous un bandage de corps en flanelle.

Suites. — Les suites de cette opération furent extrêmement simples. Dans la soirée, il y eut une légère dépression des forces, mais pas de vomissements, pas de douleurs de ventre, pas de coliques. T., 36°, 8. Ce qu'il y eut de remarquable, c'est que les urines retirées par la sonde ne contenaient plus de pus, mais une certaine quantité de sang. Diète; grog, bouillon, champagne glacés.

Le 29 mars, même régime. Ni vomissement, ni coliques; les urines abondantes ont le même caractère que la veille. Tempér. 37°,2 ; soir, 37°,8.

Le 30 mars, le malade prend davantage de bouillon, de champagne et de plus du lait; à peine a-t-il quelques coliques légères, le ventre reste souple et indolore.

Dans les jours suivants, la température restant normale, l'état général s'améliorant rapidement, les mictions se faisaient normalement 4 à 5 fois dans la journée, 2 à 3 fois dans la nuit, quand le cinquième jour apparut une assez grande quantité de pus dans les urines, et cette évacuation continua les jours suivants.

Les fils de la suture superficielle furent retirés le neuvième jour : la réunion était complète.

Progressivement, l'alimentation put se faire avec des potages, des hachis de viande, des œufs, sans inconvénient.

Le malade se leva le trentième jour, encore bien amaigri et bien faible ; néanmoins, quinze jours après, il put retourner dans son pays.

Je le revis huit semaines après : il avait complètement changé de physionomie ; son visage était fortement coloré et plein de vie ; son poids avait augmenté de 12 livres. Les digestions se faisaient très bien, sans coliques ; et
le pus avait presque complètement disparu des urines ; la miction n'était plus
douloureuse.

Ce jeune homme revint me voir le 15 juin 1891 : c'était un garçon bien
portant, à la démarche vigoureuse, d'un embonpoint bien développé, et décla-
rant n'avoir jamais eu une aussi belle santé : il n'avait plus ni coliques, ni
pus dans les urines, et l'alimentation n'exigeait aucune précaution.

Cet état d'excellente santé permit à M. M... de reprendre ses occupations ; il
fit des voyages assez fatigants ; il alla à la chasse, éprouva ainsi des fatigues,
des refroidissements, sans en éprouver la moindre gêne.

En décembre 1891, apparut une épidémie de grippe dans la localité, et dans
les premiers jours M. M... se sentit pris de malaise général, de courbature, il
voulut se traiter énergiquement et prit une assez grande quantité de vin
rouge chaud dans une journée. Malgré cela, il éprouva tous les symptômes
de l'influenza, et, de plus, dans les jours suivants, il ressentit de nouveau des
douleurs dans le petit bassin ; bientôt il eut des coliques, de la constipation,
du météorisme, et, après une crise de douleurs, du pus apparut dans les
urines. L'abcès pelvien s'était reformé sous l'influence de la grippe et s'était
ouvert encore dans la vessie.

Quelques semaines plus tard, après bien des péripéties, la communication
avec le rectum se fit et ajouta le ténesme rectal aux douleurs vésicales.

Lentement le calme se rétablit ; le pus disparut des urines et, vers le mois
d'avril, ces troubles avaient complètement cessé. Je revis le malade en juil-
let 1892 ; il avait repris ses occupations presque complètement et il commen-
çait à reprendre de l'embonpoint.

L'examen de ces deux observations montre que, tout comme au temps
de Grisolle, « les invaginations intestinales, surtout celles qui revêtent
la forme chronique, sont une des maladies les plus difficiles à reconnaître. » Bien que Rafinesque montre en un tableau intéressant, que,
sur 56 cas, on fit 35 fois les erreurs de diagnostic les plus variées, il
conclut néanmoins qu'un diagnostic précis pourra être porté dans un
grand nombre de cas, car si la maladie, dit-il, est si fréquemment mé-
connue, c'est que sa probabilité n'est pas assez souvent venue à
l'esprit.

Des deux cas que j'ai observés, celui de l'Observation II était caractérisé par les signes d'un rétrécissement de l'intestin, et rien ne
permettait de penser à une invagination si ancienne, dont la guérison
spontanée avait laissé des lésions venant menacer l'existence à si longue échéance : il y avait bien un rétrécissement intestinal, mais la nature, l'origine, le siège même, ne pouvait être déterminé que grâce à
la laparotomie.

Dans l'Observation I, le début aurait pu éveiller l'attention pour le diagnostic ; mais le malade était dans un tel état de souffrance et de dépression qu'il ne lui était plus possible de rassembler ses souvenirs pour reconstituer l'histoire de sa maladie. L'examen du ventre donnait absolument l'idée d'une péritonite tuberculeuse avec ses masses dures agglomérées, avec ses zones de sonorité et de matité alternantes, et cette idée allait très bien avec l'aspect cachectique du patient, avec ses antécédents ; il n'y avait pas d'obstruction véritable, mais bien encore les signes d'un rétrécissement caractérisé par une diarrhée apparaissant avec des coliques et des douleurs intolérables quelques heures après l'ingestion de tout aliment ; enfin la présence de « sang pourri » dans les selles n'avait rien de caractéristique, car 15 jours avant j'observais le même symptôme chez un homme atteint de péritonite et d'entérite tuberculeuses vérifiées.

Si donc ce travail peut ramener l'attention sur la possibilité de l'invagination chronique comme cause d'accidents abdominaux d'allure bizarre, nous serons heureux d'avoir permis de préciser plus souvent le diagnostic et ainsi de mieux satisfaire aux indications thérapeutiques. D'ailleurs, il est une chose rassurante dans le cas d'erreur de diagnostic, c'est que le plus grand nombre des affections simulées par l'invagination chronique relèvent maintenant du domaine de la chirurgie et, que ce soit une collection sanguine ou purulente du petit bassin, un cancer de l'intestin ou de l'estomac, une péritonite tuberculeuse, pour ne citer que les erreurs les plus fréquentes relevées par Rafinesque, la laparatomie exploratrice permettra dans tous ces cas de rectifier en temps opportun le diagnostic et d'agir, pour le plus grand bien du malade, en appliquant les indications opératoires que nous étudierons dans un instant.

I. — Considérations thérapeutiques.

En 1858, Streubel (1) écrivait : « En présence d'un étranglement interne le médecin se croit plus apte que le chirurgien à diriger le traitement. Sans autre préoccupation que de combattre la constipation opiniâtre, les vomissements, les douleurs abdominales, il entre en campagne armé des remèdes les plus violents avec lesquels il tourmente nuit et jour le malheureux patient, jusqu'à ce que l'organisme succombe à ces tortures. Certes, si quelque chose pouvait étonner, ce serait de voir les malades résister si longtemps. »

(1) Rafinesque, p. 186,

Le tableau est complètement changé aujourd'hui : on ne donne plus de purgatifs, ni d'émétique, on ne saigne plus ; au lieu des remèdes violents de cette époque, c'est l'opium, la morphine, les calmants sous toutes les formes, les lavages de l'estomac, qui sont mis en œuvre, et qui contribuent à leurrer le médecin sur la gravité de l'affection, permettent aux lésions de se produire et de s'aggraver dans le silence imposé par la thérapeutique, et donnent une amélioration passagère, arrêtent la main du chirurgien illusionné.

Nous acceptons que les moyens médicaux soient mis en œuvre quand l'intervention chirurgicale est décidée, ou au contraire regardée comme impraticable, car il est rationnel de ménager les forces du patient pour qu'il supporte mieux le traumatisme opératoire, ou de lui épargner les souffrances de l'agonie.

Mais que ces moyens impuissants par eux-mêmes à procurer la guérison ne viennent pas retarder l'œuvre utile du chirurgien, en endormant les troubles réflexes qui jettent l'alarme, en masquant les symptômes sur lesquels doivent être basées les indications opératoires.

Il n'existe aucun fait absolument certain de *réduction spontanée* d'invagination chronique, et, avec Trèves, nous doutons fort de la possibilité de ce mode de guérison.

Il y a deux autres modes de *guérison spontanée*. Dans l'un, les matières s'ouvrent passage par une fistule intestinale au-dessus de l'intussusception. Trèves n'a pu en trouver qu'un exemple rapporté par Bruchet (1), concernant un homme de 67 ans, chez lequel trois ou quatre mois avant sa mort, les matières fécales passaient avec l'urine ; l'autopsie montra une invagination du côlon avec une fistule s'ouvrant dans la vessie.

Notre Observation II est un fait du même ordre : la fistule s'ouvrit plus tardivement dans la vessie, lorsque le rétrécissement constitué par l'invagination devint très étroit. Mais on voit que c'est un mode de guérison, qui précède de peu la mort.

Dans l'autre mode, la guérison spontanée se fait par l'élimination de l'intestin invaginé. Mais Rafinesque a bien montré que l'invagination chronique perd presque complètement le bénéfice de l'élimination spontanée, puisque, sur 56 cas, il n'a trouvé que deux guérisons par ce processus.

Un certain nombre de *moyens mécaniques* ont été préconisés pour

---

(1) Bruchet. — *Revue méd. chir.*, 1888, p. 255.

obtenir la réduction de l'invagination ; mais leur emploi est plus ou moins rationnel et ce genre de traitement est le plus souvent un traitement de tâtonnement appliqué à l'aveugle, puisqu'il est reconnu que le diagnostic de l'invagination chronique est très difficile ; et d'autre part, quand le diagnostic serait bien établi, il reste encore une inconnue, l'état des parties invaginées. Or voyons rapidement en quoi consistent ces moyens mécaniques :

Le *massage* de la tumeur à travers les parois abdominales, et pendant l'anesthésie ;

L'*inversion du corps* exerçant par le poids du contenu de l'intestin une traction sur le boudin invaginé ;

L'*insufflation rectale,* ayant pour elle son ancienneté hippocratique et la simplicité de l'instrument : le soufflet ordinaire ;

Les injections forcées de liquide, ou mieux encore l'emploi successif et répété des injections d'eau et d'air, ou encore l'eau gazeuse ;

Le *mercure métallique ;*

Les *pressions* avec le doigt ou avec une sonde œsophagienne munie d'un tampon, quand le boudin invaginé arrive dans le rectum ; on pourrait ajouter la manœuvre de Simon ;

L'*électricité.*

Pour consentir à appliquer ces moyens dans l'invagination chronique, il faudrait pouvoir connaître sûrement l'état des parois de l'intestin ; or il n'y a aucun signe qui puisse permettre de savoir si les adhérences existent, quel est leur degré de résistance, si les parois intestinales ont subi des transformations inflammatoires les fixant dans leur nouvelle forme, et surtout si ces parois sont profondément altérées et menacées de rupture.

Que dire des cas où il y a une invagination rétrograde ?

C'est dans ces conditions que Fitz (de Boston) en 1888 conseille d'employer chez les enfants des pressions produites par une colonne d'eau de 10 pieds de haut, et de 20 pieds chez l'adulte, *surtout pour établir le diagnostic !*

Comme résultats, on peut citer l'observation de Liebermeister (1), où 25 insufflations avec une pompe à air comprimé, faites en 19 jours, ne parvenant pas à vaincre l'invagination, on en vint aux injections d'eau de 2,400 à 3,200 grammes. Le résultat ne fut pas plus heureux : « On renonça à tenter la désinvagination ; on eut recours à des moyens pal-

(1) Voir Raffinesque, *loc. cit.,* p. 244.

liatifs, espérant la guérison spontanée par gangrène, mais comptant beaucoup plus sur une terminaison fatale. » Celle-ci n'arriva que six mois plus tard et à l'autopsie on trouva une perforation intestinale et une péritonite généralisée.

On connaît les faits malheureux rapportés par Batteson, Farquhar, Curtis, Jürgunsen, Jalaguier ; mais que d'autres sont restés ignorés !

On ne saurait trop condamner de pareilles manœuvres dans les cas d'invagination chronique, surtout quand la lecture des observations nous montre que même, ayant l'intestin entre les mains, le chirurgien doit apporter les plus grandes précautions pour ne pas déchirer ces tissus, qui, sous l'influence de l'irritation inflammatoire, ont repris plus ou moins les caractères de tissus embryonnaires avec leur faible résistance.

Si tous ces moyens médicaux peuvent être employés dans le cas d'invagination aiguë, dès les premières heures des accidents, quand les parois intestinales n'ont encore subi aucune altération grave, le nom même d'invagination chronique est une contre-indication formelle à ce genre de traitement, par cela seul que là les accidents durent depuis longtemps, que des lésions profondes peuvent exister, et que l'intervention chirurgicale offre beaucoup plus de sûreté dans ses manœuvres.

II. — De l'intervention chirurgicale.

Il y a vingt ans, la question se posait assez simplement entre la laparotomie et l'entérostomie ; la première était une opération grave par elle-même et elle devait aboutir le plus souvent à la formation d'un anus contre nature, car on considérait la désinvagination comme impossible après de si longs accidents. Aussi bien l'entérostomie de Nélaton était-elle admise comme l'intervention de choix la plus simple, la plus sûre et la plus rationnelle.

Mais voici que Rafinesque est venu montrer que la désinvagination était possible, même après un temps fort long, et il fournit ainsi de puissants arguments à la thèse déjà soutenue par Hutchinson en 1873 à la *Société de Médecine et de Chirurgie de Londres,* où Spencer Wells, Hilton Fagge, Holmes, James Paget déclarèrent que « dans l'invagination chronique la laparotomie était destinée à devenir aussi usitée et d'aussi grande valeur que l'ovariotomie. »

Rafinesque, poussant son argumentation plus loin, à défaut de faits, déclarait que théoriquement la réduction étant impossible après la laparotomie, la guérison pouvait être obtenue soit par la suture des deux bouts intestinaux, après résection de la partie invaginée, soit qu'on fixe ces deux bouts dans la plaie, créant ainsi un anus contre nature.

C'est ce dernier parti que préconisent actuellement tous les auteurs, qui conseillent de ne pas se laisser tenter par le désir de rétablir immédiatement la continuité de l'intestin. Aussi bien Chaput conseille-t-il de faire purement et simplement l'entérostomie de Nélaton.

Or, il n'est pas difficile de montrer combien l'entérostomie constitue une intervention insuffisante et dangereuse dans l'invagination chronique, et d'autre part, qu'il faut distinguer certains cas favorables au succès de la suture circulaire; et nous avons montré que la suture intestinale en général donne depuis quelques années des résultats beaucoup plus heureux.

L'*entérostomie* dans l'invagination chronique n'a pour résultat que de faire cesser l'obstacle au cours des matières ; or, il faut bien se rappeler que les phénomènes d'obstruction sont exceptionnels dans cette forme; il y a des alternatives de diarrhée et de constipation; mais au bout de peu de temps, c'est la diarrhée qui domine. L'entérostomie va donc remédier à un accident qui n'existe presque jamais ; tout au plus empêchera-t-elle l'irritation du boudin d'invagination par le passage des matières.

Par contre, l'ouverture faite sur l'intestin peut siéger sur une partie très élevée de l'iléon : ce qui constitue, on le sait, une cause de mort assez rapide pour absorption insuffisante. D'autre part, elle laisse au-dessus de l'invagination un bout d'intestin plus ou moins long où peuvent s'accumuler les secrétions putrides déterminées par l'invagination elle-même. Mais surtout elle laisse dans la cavité abdominale une source énorme de dangers, car la masse invaginée est toujours soumise aux phénomènes d'étranglement et de mortification. La gaine a une grande tendance à se perforer et déversera les sécrétions septiques dans le péritoine ; si le malade échappe à ces dangers d'infection, il est épuisé par la douleur permanente dont cette tumeur est le siège, à moins que l'élimination spontanée avec tous ses dangers ne l'en débarrasse. Et encore en admettant une si heureuse issue, que devient l'anus contre nature ? Est-ce bien un anus artificiel temporaire que l'on aura donné au patient, comme le répètent tous les auteurs ? Quand on voudra fermer cet orifice, par où passeront les matières ? Nous savons que l'invagination laisse à sa place un rétrécissement et notre Observation II en est un bel exemple.

L'indication fondamentale de l'intervention chirurgicale est de faire disparaître, soit par la réduction, soit par la résection, la disposition anormale ou de la rendre inoffensive. La laparotomie seule permet de réaliser ce but et l'on peut dire que les indications de l'entérostomie ne sont autres que les contre-indications de la laparotomie et de la suture intestinale. En un mot il ne lui revient que les cas trop tardivement soumis à l'intervention chirurgicale, dans lesquels le patient a subi une véritable infection stercorale : c'est le plus souvent la dernière planche de salut, offerte aux victimes du traitement médical.

Donc l'entérostomie a deux indications (Senn) : 1° les cas où les symptômes généraux sont si graves que la laparotomie est contre-indiquée, de même que chez les jeunes enfants ;

2° Dans les cas chroniques irréductibles, quand la portion basse du côlon est invaginée dans la partie supérieure du rectum, où il est impossible de faire une résection ou une entéro-anastomose.

La *laparotomie* est véritablement l'opération de choix. Elle permet d'établir le diagnostic avec précision et d'agir d'une façon rationnelle selon l'état des parties. La conduite à tenir sera en effet différente selon les cas.

Tout d'abord, il faut, si cela est possible, amener au dehors du ventre la masse de l'invagination et l'isoler aussitôt soigneusement, avec des compresses aseptiques, du reste de la cavité abdominale, pour parer à une rupture possible.

Là les tentatives de *désinvagination* seront plus ou moins compliquées ; de simples tractions peuvent suffire ; ou bien il faudra y joindre l'expression de bas en haut du boudin invaginé, selon les préceptes de Hutchinson.

Si ces moyens simples échouent, on peut encore essayer la réduction par le procédé suivant proposé par Howard Marsh (1) : « Quand la réduction n'est pas possible par le volume et la dureté des parties invaginées, il devrait être possible de diviser la gaine au siège même de la constriction, et ayant effectué la réduction, fermer la plaie de la gaine par des sutures. »

Lorsque la réduction de l'invagination est rendue impossible, soit par les adhérences des séreuses accolées, soit par les changements de volume et de forme des parties, soit par les menaces de gangrène ou de rupture, *la résection* de ces parties s'impose comme premier temps d'un plan opératoire plus complexe. Dans mon Observation I se trouve

---

1) Howard Marsh. — *The Lancet,* 1891, p. 367.

décrite la technique opératoire que j'ai employée dans ce premier temps.

La question se limite dès lors dans le traitement des deux bouts intestinaux de la résection : fixera-t-on ces deux bouts dans la plaie abdominale, faisant ainsi un anus contre nature ? ou bien rétablira-t-on la continuité du canal intestinal ?

Ici encore l'entérostomie secondaire n'a pour indications que les contre-indications mêmes de la suture intestinale, qui est le but idéal vers lequel doivent tendre tous nos efforts, tous nos soins.

Les insuccès répétés, mais déjà relativement anciens, de la suture intestinale, ont laissé leur impression défavorable sur les auteurs qui viennent d'écrire sur ce sujet : tous conseillent de ne pas se laisser tenter par le désir de rétablir de suite l'intégrité du canal digestif.

Cette formule générale n'est plus acceptable; il est certain que si l'état général est très mauvais, si le ballonnement du ventre se produit dans une attaque aiguë passagère, ces conditions ne permettant pas de faire la suture intestinale, ce serait aller au-devant d'un échec.

Mais il faut bien distinguer les lésions inflammatoires dues à des accidents aigus récents d'obstruction ou d'étranglement du collet, des lésions que l'on trouve dans les formes à marche lente pour ainsi dire régulière.

Dans le premier cas, les parois intestinales sont enflammées, menacées de gangrène, même à une distance assez grande de la partie invaginée; ces tissus coupent sous le fil de soie de la suture; de plus l'intestin est plus ou moins distendu par les matières au-dessus du collet. Ce sont là des conditions déplorables pour la réunion, *per primam*, d'une suture intestinale; dans ce cas, il est plus prudent en effet de fixer les deux bouts de l'intestin dans la plaie.

Dans les formes lentes, du moins sans attaque récente d'étranglement, on trouve des parois intestinales épaisses, solides, scléreuses; les lésions sont limitées ou à peu près à la tumeur même, et, à peu de distance au-dessus et au-dessous, se trouvent des parties dans les meilleures conditions pour la réunion immédiate; d'autre part l'intestin sera vide et le patient n'aura pas subi l'intoxication stercorale.

L'*entérostomie après la résection* ne présente donc que deux indications tirées:

1° de l'état général ou de l'âge du sujet (jeunes enfants);
2° de l'état de l'intestin.

Dans ces conditions, on disposera les deux bouts accolés comme les canons d'un fusil, de façon à préparer le traitement ultérieur de l'anus contre nature, dans le cas où le malade survivrait. A priori, cette conduite paraît très rationnelle, et Braun marque son étonnement qu'elle n'ait pas donné de meilleurs résultats. Il fait constater en effet, dans son tableau statistique, que dans 19 cas aigus ou chroniques on a fait l'entérostomie avec ou sans tentatives de désinvagination, et il y a eu 19 morts. Nous n'avons trouvé qu'un autre décès à ajouter à ceux-là et il n'y a guère lieu d'espérer quelque perfectionnement important de la technique de l'entérostomie.

L'*entérorraphie* au contraire a vu dans ces dernières années diminuer considérablement sa mortalité, ainsi que l'établissent d'une façon probante les statistiques importantes de Kocher, de Czerny, Billroth; et les quelques faits que nous avons réunis à la fin de ce travail permettent d'espérer des succès de plus en plus nombreux dans l'invagination chronique.

Des procédés variés, imaginés par quelques chirurgiens, en particulier par Senn et par notre ami Chaput, ont, en appliquant le principe de la suture à plusieurs plans de Czerny, permis de rétablir la continuité du canal intestinal dans des cas complexes, paraissant jusqu'ici au-dessus des ressources de l'art.

La *suture circulaire* est le procédé le plus ancien et le plus connu, mais elle n'est pas toujours applicable ; et, dans ces dernières années, elle a paru, peut-être à tort, moins sûre que des procédés plus nouveaux. D'abord il faut que les deux bouts à réunir soient à peu près de même calibre. Or j'ai eu à réunir l'intestin grêle avec le côlon ascendant (Obs. I) et les deux bouts avaient le même diamètre : ce qui paraît surprenant au premier abord. Mais l'intestin grêle était dilaté, à parois épaisses au-dessus du collet, tandis que le côlon par sa vacuité habituelle était rétracté au-dessous du boudin invaginé. D'ailleurs si les deux bouts ont un diamètre trop différent, on pourra appliquer la *suture circulaire avec fente* ou l'*entérorraphie longitudinale*, dont la technique a été décrite par Chaput.

Senn a signalé un point dangereux, de moindre résistance, dans la suture circulaire : c'est au niveau du bord adhérent à l'insertion du mésentère ; le défaut de séreuse en ce point est une source de dangers pour la formation rapide de la réunion : Senn conseille de détacher du mésentère assez de péritoine pour recouvrir ce bord adhérent sur les deux bouts, dont toute la circonférence est ainsi enveloppée de séreuse.

On peut faire un autre reproche à la suture circulaire à points séparés; elle est longue à faire. Il y aurait peut-être lieu d'appliquer la suture en surjet à points passés que notre collègue Doyen (de Reims) (1) a décrite à propos de ses opérations de pylorectomie.

Un autre obstacle à l'entérorraphie circulaire est la trop grande distance des deux bouts quand l'invagination est très longue et que la résection a emporté 30, 40 centimètres d'intestin; mais il sera rare que l'invagination ait une longueur si grande, et d'autre part le mésentère permet un grand déplacement des bouts intestinaux. D'ailleurs, on peut suivre le conseil de Senn et économiser une certaine longueur d'intestin en faisant une résection, qui ne doit pas nécessairement comprendre la gaine entière, car d'après cet auteur la première trace de gangrène ou de perforation apparaît sur le collet de la gaine. Donc, si l'invagination est longue, et si la partie inférieure de la gaine paraît saine, il suffit de faire la section au-dessous du collet, de tirer le boudin invaginé et enfin de réséquer le collet et le boudin par une autre section passant quelques centimètres au-dessus. On pourra ainsi facilement rejoindre les deux bouts, d'autant plus que, d'après Braun, il y aurait souvent un certain plissement de la gaine qui permettrait d'obtenir un allongement du bout inférieur; mais il faut peu compter sur cet allongement dans l'invagination chronique où les parties sont fixées dans leur forme.

D'ailleurs les deux bouts ne pouvant être réunis, on peut rétablir la continuité du tube digestif par l'*implantation latérale* de Senn, qui consiste à fermer le bout inférieur par une suture continue séro-musculaire, et à aboucher le bout supérieur en un point de la partie terminale de l'intestin où le contact peut être établi et où l'on fait une ouverture de diamètre suffisant.

On peut encore fermer par une suture semblable les deux bouts de l'intestin, et faire l'entéro-anastomose en choisissant deux points pouvant se mettre au contact : c'est ce que Senn appelle l'*apposition latérale.*

Pour éviter toutes ces difficultés de distance ou de calibre, M. Jessett (2) a proposé de faire une incision longitudinale sur la gaine et de tirer par cette ouverture le boudin invaginé qui serait réséqué au-dessous du collet; puis on fermerait l'incision de la gaine par des sutures; de plus, quelques sutures de Lembert uniraient l'intestin supérieur à la gaine, de peur qu'il n'y ait échappement. Enfin M. Jès-

---

(1) Doyen. — *Archives prov. de Chir.*, n° 1, p. 73.
(2) Jessett. — *The Lancet*, janvier 1891, p. 277.

sett prévoit le cas où le boudin invaginé serait trop gros pour être sorti par l'incision faite sur la gaine ; il conseille alors de pousser par des manipulations cette partie, détachée par résection à travers le rectum et l'anus. Pour être très ingénieux, tout cela ne risque pas moins de rester à l'état de pure théorie.

Dans le même genre d'idées fort originales, nous citerons encore les deux procédés suivants de Nicoladoni (1) pour éviter l'anus contre nature à la suite des résections du gros intestin, spécialement dans la région de l'*S* iliaque, dans les cas où les deux bouts sont trop éloignés l'un de l'autre pour être réunis.

« Le premier procédé consisterait à interposer entre les deux bouts un segment d'intestin grêle pris aussi près que possible et nourri par son mésentère. La blessure faite à l'intestin grêle serait réparée à l'aide d'une suture. Les matières suiveraient ainsi leur cours. »

« Le second procédé serait une simple section de l'intestin grêle dont le bout supérieur serait suturé avec le bout supérieur de l'S iliaque, et le bout inférieur avec le segment rectal. De cette manière, les matières traverseraient d'abord l'une des portions de l'intestin grêle, puis le côlon descendant, transverse, ascendant et le cæcum, puis l'autre portion de l'intestin grêle, enfin le rectum, et la valvule de Bauhin ne serait probablement pas un obstacle au passage des matières la franchissant à rebours. »

Un autre cas reste à envisager ; les lésions ont pu évoluer pendant un temps très long restant compatibles avec l'existence ; mais les transformations progressives de la partie invaginée déterminent peu à peu tous les troubles dus à un rétrécissement devenant de plus en plus étroit. C'est ce que nous avons trouvé chez le malade de notre Observation II. Les parois intestinales étaient complètement sclérosées, épaissies sous l'influence de poussées inflammatoires successives et répétées; il y avait un cylindre fibreux ne laissant plus passer les matières que sous l'effort de contractions violentes de l'intestin. En somme, dans ce cas, ce n'est plus l'invagination elle-même que l'on a à traiter : elle n'est plus une menace de gangrène, ni d'étranglement; mais on a affaire à un rétrécissement simple, de grande longueur, de nature bénigne. Dans ces conditions, la résection serait absolument inutile, tandis que l'entéro-anastomose, par sa simplicité, a les plus grandes chances de succès, ainsi que le montre la série des 6 cas connus de rétrécissement simple traités de cette façon avec

(1) Nicoladoni. — *Wien. Med. Press*, n° 250, 1887. An. in *Rev. des Sc. Méd.*, 1888.

1 seule mort, due à Billroth (1) ; dans le nôtre, le résultat de l'iléo-colostomie fut une véritable résurrection.

Mickulicz a décrit un autre genre d'intervention au *Congrès des Chirurgiens allemands* à Berlin en 1888. Ayant à traiter une invagination iléo-cæcale aiguë faisant prolapsus à travers l'anus, il fit la résection de la partie prolabée, puis la suture intestinale et réduisit dans le rectum.

Malgré le succès de l'auteur, ce procédé ne peut être qu'un procédé de nécessité qui pourrait être appliqué quand le jeune âge, l'état général seront des contre-indications à la laparatomie ; mais on laisse ainsi dans le ventre le collet et une partie de la gaine sans pouvoir en vérifier l'état plus ou moins altéré.

*
* *

D'après les considérations précédentes, nous résumerons ainsi les INDICATIONS THÉRAPEUTIQUES *dans l'invagination chronique.*

Le *traitement médical* est insuffisant et entraîne une mortalité énorme ; de plus il fait retarder l'intervention chirurgicale, qui doit être précoce.

Le *traitement par les moyens mécaniques simples* doit être rejeté comme insuffisant, aveugle et dangereux.

Le *traitement chirurgical* sera appliqué dès que le diagnostic sera posé ou seulement soupçonné, sans attendre l'apparition d'accidents aigus, qui aggravent les lésions et constituent la condition la plus fâcheuse pour l'intervention.

La laparotomie sera médiane ou latérale selon le siège de la tumeur.

On tentera la désinvagination en suivant les préceptes de Hutchinson.

Si la réduction est impossible, on fera la résection de la masse de l'invagination ; alors si le jeune âge, l'état général du sujet contre-indiquent une opération complexe et de longue durée, on fera l'anus contre nature.

Mais le procédé de choix sera l'entérorraphie intestinale sous l'une de ses formes selon la disposition des parties : entérorraphie circulaire, entérorraphie circulaire avec fente, entérorraphie longitudinale, implantation latérale de Senn, apposition latérale de Senn.

(1) Von Hacker, von Hacker, Chaput, Boiffin, Russell, Billroth.

Si les parties invaginées sont sclérosées et constituent un rétrécissement fibreux simple, l'entéro-anatomose, sans résection préalable, sera constituée soit par une iléo-colostomie, soit une colo-colostomie, soit une colo-rectostomie.

Quelque soit le procédé employé, le taux de la mortalité s'abaissera d'autant plus que l'intervention sera plus précoce.

Il nous a semblé intéressant de comparer les résultats de l'intervention opératoire avant et après la période réellement aseptique. A cet effet, nous reproduisons d'abord le tableau du travail de Braun, qui réunit les 61 cas aigus ou chroniques qu'il a pu trouver dans la littérature chirurgicale soit allemande soit étrangère, jusqu'en 1884 (Voir Tableau I). Nous avons fait les mêmes recherches pour les opérations pratiquées, depuis cette époque, et réuni 15 cas, d'invagination chronique, puisque les indications de l'intervention dans la forme aiguë ne sont plus discutées aujourd'hui. (Voir Tableau II.)

TABLEAU I.

TRAITEMENT DE L'INVAGINATION EN GÉNÉRAL JUSQU'EN 1884 (Braun).

INTERVENTION OPÉRATOIRE	Totaux	Enfants	Adultes	Guérisons	Morts
I. Laparotomie............................	51	30	21	11	40
Désinvagination réussie........	27	18	»	4	14
		»	9	7	2
Désinvagination non réussie....	24	12	12	»	24
Fermeture de l'abdomen..	4	3	1	»	4
Résection intestinale	12	6	»	»	6
		»	6	1	5
Entérotomie secondaire...	9	3	»	»	3
		»	6	»	6
II. Entérotomie primitive....................	10	3	7	»	10

TABLEAU II.

TRAITEMENT CHIRURGICAL DE L'INVAGINATION CHRONIQUE DEPUIS 1884.

Nos D'ORDRE	INDICATIONS BIBLIOGRAPHIQUES	SEXE — AGE	OPÉRATIONS	RÉSULTAT	REMARQUES
I	CZERNY. *Arch. Virchow,* 1885.	H. 45 ans.	Laparotomie. Résection. Entérorraphie circulaire.	*Mort.*	Mort le 2e jour de péritonite septique. Invagin. iléo-cæcale.
II	CZERNY. *Arch. Virchow,* 1885 (1).	H. 52 ans.	Laparotomie. Résection intestinale. Entérorraphie circulaire.	*Guérison.*	Invagination iléo-cæcale chronique avec accidents aigus.
III	HEALD. *Boston med. surg. Journ.,* 10, 1885 ; et *Rev. Chir.,* 1886, p. 848.	« «	Laparotomie médiane. Réduction de l'invagination iléo-cæcale.	*Guérison.*	Faire de grandes incisions abdominales.
IV	MEINHARD-SCHMIDT. *Centbl. f. Chir.,* 1888, N° 1.	F. 10 ans.	Entérostomie.	*Mort.*	Mort dans la nuit de l'opération. Invagination de la partie inférieure de l'iléon.
V et VI	TROMBETTA. 5e *Cong. Soc. ital. de Chir.,* 1888; et *Revue Chirur.* 1888, N° 6, p. 516.	« «	Deux cas d'intussusception chronique, traités par la laparotomie.	*Guérison.* *Guérison.*	« «
VII	KŒNIG. *Centr. blatt. f. Chir.,* 1889, p. 929.	F. 21 ans.	Laparotomie. Sarcome de l'intestin grêle ayant amené invagination de l'iléon dans le côlon transverse. Résection intestinale.	*Mort.*	Mort par gangrène de l'intestin.
VIII	LAUENSTEIN. *Cong. Chir. allem.,* 1890 ; et *Sem. méd.,* 1890, p. 34.	H. 36 ans.	Laparotomie. Invagination iléo-cæcale. Réduction impossible, résection intestinale ; entérorraphie circul.	*Guérison.*	Suites simples, guérison en 3 semaines. Portion invaginée mesurant 70 centim.
IX	T.-H. RUSSELL. *New-York med. Journ.,* 1890, p. 673.	H. 15 ans.	Laparotomie. Invagination de l'intestin grêle, irréductible par adhérences. Entéro-anastomose avec plaques de Senn.	*Guérison.*	Le bout supérieur fut d'abord vidé par l'orifice destiné à l'anastomose. Le 5e jour, une selle. Guérison vérifiée 15 mois après.

(1) M. le Pr Czerny (d'Heidelberg) m'écrit qu'en plus des deux cas cités ici il en a observé deux autres, qu'il a *traités avec succès par la laparotomie;* ces deux observations vont paraître incessamment dans un *Festchrift* à l'adresse du Pr Billroth.

Nᵒˢ D'ORDRE	INDICATIONS BIBLIOGRAPHIQUES	SEXE — AGE	OPÉRATIONS	RÉSULTATS	REMARQUES
X	SENN. *Journ. of the Americ. medic. Assoc.,* 14 juin 1890.	F. 43 ans.	Laparotomie latérale. Invagination de l'iléon et du cæcum dans le côlon transverse. Résection de la partie invaginée; iléo-colostomie par son procédé.	*Mort.*	Mort le 6ᵉ jour: péritonite par ulcérations profondes d'une partie invaginée du côlon qui n'avait pas été réséquée.
XI	HOCHENEGG. *Soc. méd. de Vienne,* 4 déc. 1891.	H. 23 ans.	Laparotomie. Iléo-colostomie sans résection.	*Guérison.*	Symptômes de cancer inopérable. La tumeur qui était grosse comme le poing est devenue plus petite, plus mobile, si bien que le diagnostic est difficile à maintenir; probablement invagination chronique.
XII	BOIFFIN. Opér., mars 1891. *Arch. prov. Chir.,* Nᵒ 4. Oct. 1892.	H. 28 ans.	Laparotomie latérale; invagination iléo-cæcale très ancienne; rétrécissement fibreux cylindrique; iléo-colostomie sans résection.	*Guérison.*	Guérison vérifiée en août 1892.
XIII	HOFMOHL. *Soc. méd. Vien.,* Mai 1892; et *Bul. méd.,* 1892, p. 939.	H. 38 ans.	Laparotomie; résection d'une invagination du côlon ascendant dans le côlon transverse.	*Mort.*	Mort 18 heures après l'opération.
XIV	JOS. RUTHERFORD MORISON. *Assoc. méd. Britan,* Juil. 1892; et *Sem. méd.,* 1892, p. 307.	H. 57 ans.	Laparotomie; invagination iléo-cœcale irréductible; iléo-colostomie par procédé de Senn.	*Guérison.*	Les accidents disparurent aussitôt après l'opération; la plaie abdominale suppura; le malade sortit 21 jours après l'opération. Six semaines plus tard, mort de bronchite. Autopsie: la suture intestinale avait bien tenu.
XV	BOIFFIN. Avril 1892. *Arch. prov. Chir.,* Nᵒ 4, Oct. 1892.	H. 26 ans.	Laparotomie médiane; invagination iléo-cæcale irréductible; résection intestinale; entérorraphie circulaire.	*Guérison.*	Le malade sort quatre semaines après l'opération, bien portant; en août 1892, il fait un travail très pénible; santé parfaite.

268

PUBLICATIONS

DES

ARCHIVES PROVINCIALES DE CHIRURGIE

BUREAUX, 14, Boulevard Saint-Germain, 14, PARIS

AUDRY (Ch.) et AUDRY (J.). — ANGIOME PROFOND DE LA TOTALITÉ DU MEMBRE SUPÉRIEUR GAUCHE AVEC EXAMEN DE LA PIÈCE. Brochure de 14 p., avec 3 photogravures én relief à la demi-teinte. — Prix : 1 fr. — Pour nos Abonnés : 0 fr. 80.

BAUDOUIN (Marcel). — DE LA CHLOROFORMISATION A DOSES FAIBLES ET CONTINUES. Brochure de 88 p., avec 3 fig. — Prix : 2 fr. 50. — Pour nos Abonnés: 2 fr.

DEFONTAINE (L.). — EXTIRPATION DU CANCER DE L'ESTOMAC : ÉTUDE SUR UN CAS DE GUÉRISON. Brochure de 16 p., avec 8 figures. — Prix : 1 fr. — Pour nos Abonnés : 0 fr. 80.

DEFONTAINE (L.). — SYMPHYSE THORACO-BRACHIALE ET ANTI-BRACHIALE. Brochure de 9 p., avec 2 photogravures en relief à la demi-teinte. Prix : 0 fr. 60. — Pour nos Abonnés : 0 fr. 50.

DELAGENIÈRE (H.). — STATISTIQUE DES OPÉRATIONS PRATIQUÉES AU MANS EN 1891. Brochure de 12 p. — Prix : 0 fr. 50. — Pour nos Abonnés : 0 fr. 40.

DOYEN (E.). — CONTRIBUTION A LA CHIRURGIE DE L'ESTOMAC ET DE L'INTESTIN : *12 observations personnelles de chirurgie stomacale et 20 cas d'entérotomie et d'entérectomie.* Brochure très soignée, de 56 p., avec 29 fig., dont *8 en couleurs.* — Prix : 3 fr. — Pour nos Abonnés : 2 fr.

DOYEN (E.). — QUELQUES OPÉRATIONS SUR LE FOIE ET LES VOIES BILIAIRES : *Cholécystotomie idéale ou à sutures perdues; Cholédochectomie avec cholédochorrhaphie,* etc., etc. — Brochure de 30 p., avec 17 figures. — Prix : 2 fr. — Pour nos Abonnés : 1 fr. 50.

FERRIER (J.). — DE LA GREFFE DENTAIRE. Brochure in-8° de 32 p. — Prix : 1 fr. 25. — Pour nos Abonnés : 1 fr.

GANGOLPHE (M.). — SUR LES TUMEURS BLANCHES CONSÉCUTIVES A DES TUBERCULES DES PARTIES MOLLES JUXTA-ÉPIPHYSAIRES. — Brochure de 8 p. — Prix : 0 fr. 40. — Pour nos abonnés : 0 fr 30.

GILLES DE LA TOURETTE. — LA VIE ET LES ŒUVRES DE THÉOPHRASTE RENAUDOT, fondateur du Journalisme et des Consultations charitables. *Édition du Comité pour l'érection d'une statue à Renaudot.* Brochure de 52 p., avec 5 fig. dans le texte. En vente au bénéfice de la statue. — Prix : 1 fr.

JABOULAY (M.). — LA GASTRO-ENTÉROSTOMIE. LA JÉJUNO-DUODÉNOSTOMIE. LA RÉSECTION DU PYLORE. Brochure de 24 p., avec 4 fig. — Prix : 1 fr. 50. — Pour nos Abonnés : 1 fr. 20.

LALANNE (G.). — TRANSMISSIBILITÉ DES MALADIES HÉRÉDITAIRES. Brochure in-8° de 4 p., très soignée. — Prix : 0 fr. 25. — Pour nos Abonnés : 0 fr. 20.

MONTPROFIT (A.). — LUXATION COMPLEXE EN ARRIÈRE DE L'ARTICULATION MÉTACARPO-PHALANGIENNE DU V° DOIGT. *Irréductibilité. Arthrotomie ; réduction ; guérison complète.* — Brochure de 4 p. — Prix : 0 fr. 25. — Pour nos Abonnés : 0 fr. 20.

POUZET. — UN CAS D'OCCLUSION INTESTINALE PAR CALCUL BILIAIRE. LAPAROTOMIE ET ENTÉROTOMIE. GUÉRISON. — Brochure de 5 p., avec 2 photogravures en relief à la demi-teinte. — Prix : 0 fr. 35. — Pour nos Abonnés : 0 fr. 25.

TÉMOIN (D.). — LIPOME PÉRIMÉNINGÉ SIMULANT UN SPINA BIFIDA. — Brochure de 5 p. avec 1 photogravure en relief à la demi-teinte. Prix : 0 fr. 35. — Pour nos abonnés : 0 fr. 25.

VIGNARD (E.). — RÉSECTION DE L'URÈTHRE DANS LES CAS DE RÉTRÉCISSEMENTS TRAUMATIQUES. — Brochure de 24 p., avec 4 fig. et des tableaux. — Prix : 1 fr. 50. — Pour nos Abonnés : 1 fr. 20.

Toutes ces brochures sont expédiées *franco* à domicile, si le prix en a été soldé à l'avance par mandat postal.